T'

$T_c \, {}^{49}_{99}$

PROJET DE CRÉATION D'UN HOSPICE GÉNÉRAL

RAPPORT

Fait au Conseil Central d'Hygiène et de Salubrité de la Gironde

PAR

Le Dr GELLIE

Rapporteur de la Commission

MÉDECIN EN CHEF DES PRISONS
MEMBRE DU CONSEIL CENTRAL D'HYGIÈNE

BORDEAUX
IMPRIMERIE RAGOT, RUE DE LA BOURSE, 11-13
JUIN 1864

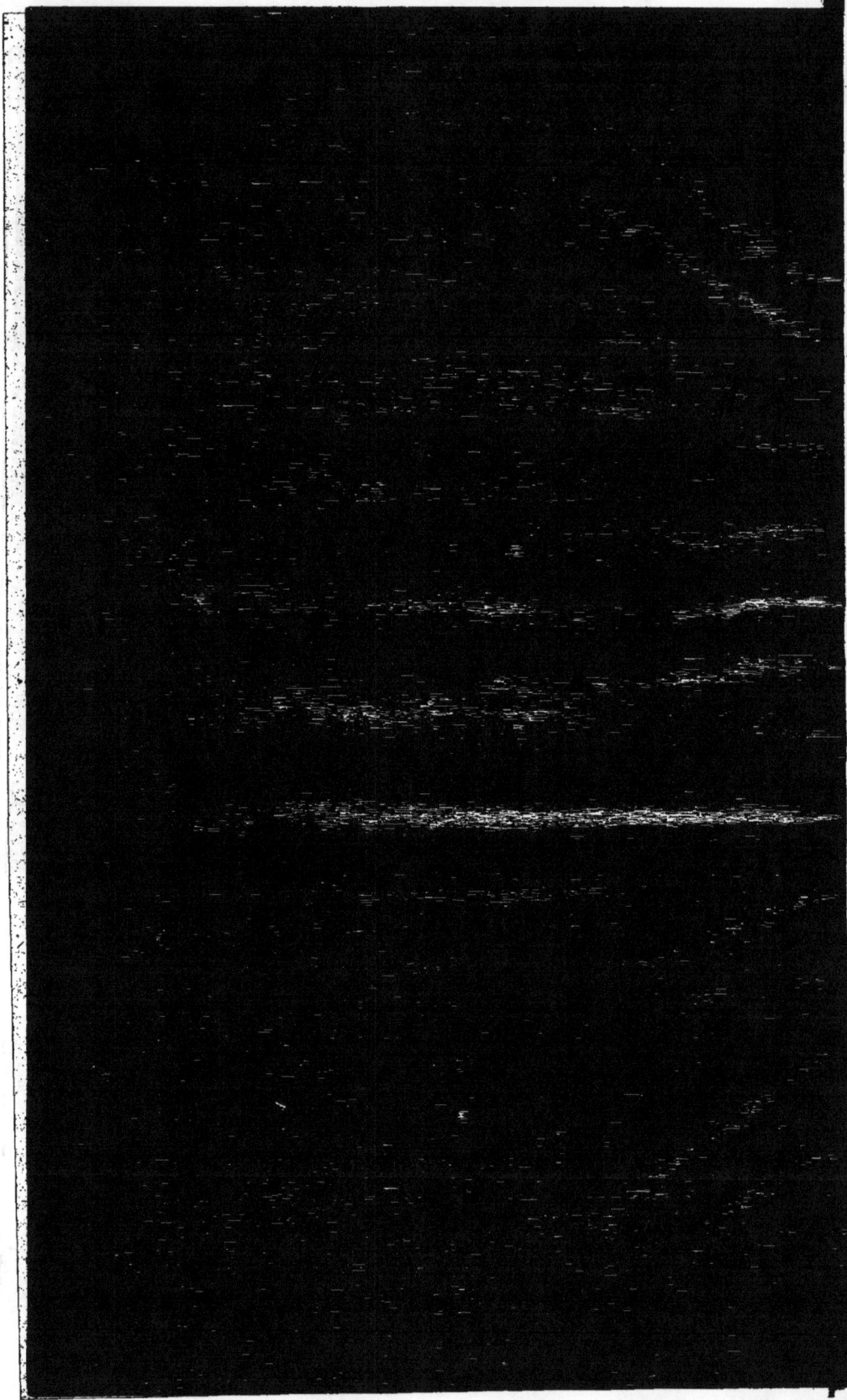

CONSEIL D'HYGIÈNE PUBLIQUE ET DE SALUBRITÉ

DE LA GIRONDE

RAPPORT

RELATIF

AU PROJET DE CRÉATION D'UN HOSPICE-GÉNÉRAL

SUR LE DOMAINE PELLEGRIN

où seraient transférés les Hospices actuels des Enfants, des
Vieillards, des Incurables et de la Maternité.

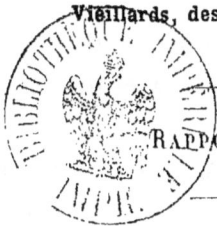

RAPPORTEUR : M. GELLIE

Messieurs,

Depuis longtemps, l'Administration de l'Assistance
publique de Bordeaux s'est préoccupée, avec juste raison, de l'insuffisance des divers Hospices de la ville,
et des conditions fâcheuses d'insalubrité qu'ils présentent tous à différents degrés. Bien que depuis
quelques années, de sérieuses améliorations, impo-
sées par des nécessités impérieuses et urgentes, aient
été réalisées, il a été facile de reconnaître que le vice
radical, qui s'oppose à une amélioration complète et
définitive, tient à des causes qu'il n'est pas possible

de faire disparaître, et qui se rapportent à la situation même, à la construction défectueuse, et à la mauvaise distribution intérieure des Établissements hospitaliers.

Cette importante question a été l'objet de longues et patientes recherches, et de l'impossibilité d'une solution satisfaisante dans les conditions présentes, est née la pensée de reconstruire les différents Hospices sur de nouveaux emplacements, qui par leur situation et leur étendue, permettraient de réaliser toutes les améliorations déjà expérimentées, et tous les progrès que les sciences physiques ont imprimés à l'hygiène publique, et aux nombreux et intéressants problèmes qui s'y rattachent.

Il était difficile qu'un plan aussi vaste, et qui touchait à des questions si complexes et si délicates, ne soulevât pas de nombreuses oppositions. Ce n'est donc qu'à la suite d'une discussion approfondie, où les partisans et les adversaires du projet discutèrent longuement ses avantages et ses inconvénients, que la pensée de construire un Hospice-Général a été adoptée, comme pouvant seule répondre aux exigences chaque jour plus pressantes de l'assistance publique, et doter la ville de Bordeaux d'un Monument hospitalier en rapport avec l'importance de sa population.

Il serait inutile de revenir aujourd'hui sur une question complètement épuisée, et d'examiner de nouveau en détail chacun des bâtiments actuels pour en démontrer l'insuffisance ou l'insalubrité. Il suffira de rappeler que celui des Enfants-Trouvés est situé dans un quartier bas, malsain, sur les bords de la Garonne, couverts souvent d'épais brouillards ; qu'il est circonscrit sur deux côtés par un ruisseau, dont le cours est lent, et dont l'eau est continuellement chargée d'immondices ; que les salles sont mal aérées, humides et ne reçoivent qu'un jour douteux ; circonstances très défavorables pour la population de l'Établissement, où règnent endémiquement le muguet, les ophtalmies et la scrofule.

La maison de la Maternité présente une situation plus déplorable encore, et dans un rapport lu et approuvé à l'unanimité par l'Administration des Hospices, le 17 août 1855, il est dit : « que ce n'est point un « hôpital, qu'on ne voit rien nulle part qui puisse lui « être comparé ; que cette espèce d'ignoble masure, « où ne pénètre jamais, fort heureusement, l'œil « d'un visiteur étranger, doit être détruite et re- « construite en entier. »

Personne n'a oublié en effet, que plusieurs épidémies de fièvre puerpérale s'y sont développées à différentes époques, et que malgré les mesures les mieux entendues, la suppression momentanée du service des femmes en couches a pu seule mettre un terme au fléau. Malheureusement l'influence meurtrière s'est quelquefois étendue dans la ville, et a porté le deuil et la désolation dans plusieurs familles.

Si les Hospices des Vieillards et des Incurables sont relativement moins insalubres que les Établisse-

ments précédents, ils sont loin de satisfaire aux exigences de l'hygiène, et participent aux nombreuses
causes d'insalubrité du quartier où ils sont situés.
C'est ainsi que le premier est placé tout près de l'a-
battoir, dont il n'est séparé que de quelques mètres,
et que le voisinage de ce puissant foyer d'infection,
d'où s'exhalent sans cesse des miasmes putrides, d'une
odeur repoussante, constitue une situation pleine
de dangers qu'il importe de faire disparaître ; disons
aussi que cette partie du quartier Ste-Croix est le siège
le plus habituel des épidémies, et que le choléra et la
fièvre thyphoïde y ont fait de nombreuses victimes.

Nous croyons donc être l'expression de la grande
majorité des hommes spéciaux qui ont étudié ces
questions avec impartialité, en déclarant urgente et
indispensable la reconstruction des Établissements
dont nous venons de parler.

Mais le choix du terrain pour remplacer ces différents bâtiments, et les réunir sous le nom d'Hospice-
Général, avait une grande importance, et devait offrir
un ensemble de conditions bien difficiles à rencontrer
dans une grande ville.

Quelles sont en effet les considérations qui doivent
déterminer le choix des emplacements destinés à la
construction des hôpitaux ? Elles sont nombreuses et
complexes ; mais les principales se rapportent à la
situation, à l'orientation par rapport à la ville, à la
nature et à l'étendue du terrain, à l'abondance et à
la pureté des sources.

Il faut parcourir les remarquables Mémoires de Ténon, sur l'Hôtel-Dieu, en 1788, pour comprendre par quelle série d'améliorations sont passés les divers Établissements hospitaliers de Paris, et pour apprécier les progrès immenses qui ont été réalisés dans toute leur organisation. On a peine à croire qu'il pût exister à cette époque, à l'Hôtel-Dieu, un état de choses si contraire aux notions les plus élémentaires de l'hygiène, et le tableau saisissant que trace Ténon, de ces salles infectes et de ces lits repoussants, où on entassait jusqu'à 6 et 8 malades, sans en excepter les femmes enceintes et les accouchées, montre quelle était, à cette époque, l'étendue du mal auquel on songeait à remédier.

Après avoir étudié dans tous leurs détails l'organisation et la distribution intérieure des différents services, Ténon signale, avec une rare intelligence, toutes les mesures propres à faire disparaître ce déplorable état de choses, et pose les bases définitives d'une Hygiène générale des hôpitaux, où tout semble prévu, et qui, aujourd'hui encore, reste le travail le plus intéressant et le plus instructif à consulter.

A cette époque, Ténon reconnaît que l'emplacement de l'Hôtel-Dieu est dans des conditions d'insalubrité qui exigent qu'il soit divisé et réparti dans les différents quartiers de la banlieue de Paris ; il veut que les grands hôpitaux soient placés, à l'avenir, autant que possible en dehors des villes. Ces sages conseils doivent en effet servir de règle toutes les

fois qu'il s'agit de la construction de nouveaux hospices. Ainsi donc, la première condition que doit présenter l'emplacement pour un Établissement hospitalier, c'est d'être situé hors de l'enceinte des
villes, et à une distance convenable des lieux habités.

Ce premier avantage est loin d'être le seul qui doit
être recherché ; il faut encore que l'orientation du
terrain par rapport à la ville, soit telle, qu'il ne
puisse recevoir les émanations délétères provenant,
soit d'usines trop rapprochées, soit celles plus redoutables encore des cimetières. On comprend quels
effets fâcheux pourrait produire une situation qui ne
remédierait pas à ce dernier inconvénient.

Une troisième condition est que le terrain soit sec,
élevé, bien aéré, de nature sablonneuse, loin des lieux
humides et des eaux stagnantes ou vaseuses. Il importe beaucoup, en effet, que l'élévation du terrain
permette aux vents de balayer dans toutes les direc-
tions l'espace consacré à l'Hospice, et d'emporter au
loin les miasmes qui peuvent s'y développer. Enfin,
s'il existe une pente douce, qui puisse permettre un
facile écoulement des eaux et des immondices, et
leur déversement continu, au moyen de canaux voûtés, dans un cours d'eau d'un volume suffisant, on
pourra regarder le terrain comme réunissant tous les
avantages désirables.

Une quatrième considération, d'une extrême importance aussi, est que l'emplacement soit pourvu
de sources de bonne qualité, et assez abondantes

pour suffire à tous les besoins et à toutes les exigences des services. Il est inutile d'insister sur la nécessité absolue d'une condition aussi essentielle à la salubrité générale, et dont l'insuffisance rendrait vaines et inutiles les meilleures prescriptions hygiéniques.

Quant à l'étendue de l'emplacement, il doit être naturellement proportionné à l'importance de l'Établissement à fonder, et l'exiguité de la plupart de ceux qui sont situés dans l'intérieur des villes, contribue pour la plus grande part à leur insalubrité. Sans pouvoir fixer un chiffre absolu, on peut dire que pour un hospice de cent malades par exemple, il serait bon que l'espace eût environ 5,000 mètres carrés (un demi-hectare).

L'Administration de l'Assistance publique de Bordeaux, pénétrée de cette vérité, qu'il était impossible de trouver dans l'intérieur de la ville un espace assez vaste pour satisfaire à toutes les exigences de l'hygiène, et désirant apporter dans la construction d'un Hospice-Général toutes les améliorations recommandées par la science et sanctionnées par l'expérience, a fait l'acquisition d'une vaste propriété appelée Pellegrin, d'une contenance de 18 hectares. Ce domaine, situé à quelques mètres du boulevard de ceinture, à l'Ouest de la ville, avait paru réunir les conditions les plus heureuses de salubrité, en même temps que son étendue permettait de donner à l'ensemble des Bâtiments hospitaliers à construire,.

un caractère de grandeur qu'on retrouverait difficilement dans les Établissements analogues, non seulement de la France, mais de l'Étranger.

Une Commission, composée de plusieurs membres du Conseil d'hygiène, et des médecins Chefs de service des hospices de Bordeaux, a été appelée à examiner le domaine de Pellegrin. Elle a exprimé, dans une lettre en date du 6 Décembre 1861, l'entière et unanime approbation qu'elle donnait au choix de cet emplacement pour la construction projetée, et qui doit réunir les hospices des Vieillards, des Enfants-Trouvés, des Incurables, de la Maternité et celui des Enfants malades, service nouveau et dont la création est décidée.

Appelée à exprimer son avis sur les détails d'exécution, l'Administration Municipale désire, avant de se prononcer, avoir la certitude que ce projet « ne « présente aucun inconvénient, au point de vue de « la salubrité, notamment en ce qui concerne l'hos- « pice de la Maternité. » Par une lettre, en date du 6 Avril 1864, M. le Maire de Bordeaux prie M. le Préfet de vouloir bien faire délibérer le Conseil d'hygiène sur la question de savoir : « si dans un domaine de « 18 hectares il est possible, sans qu'aucun danger « soit à redouter, de remplir les conditions du pro- « gramme présenté par l'Administration de l'Assis- « tance publique, pour la construction d'un Hospice- « Général de 1,000 lits. » savoir :

250 pour Vieillards et Incurables indigents (hommes);

300 id. id. (femmes);

50 pour Vieillards et Incurables payants (hommes);

50 id. id. (femmes);

120 pour Enfants malades dont 60 pour chaque sexe ;

50 pour Enfants au traîtement de la teigne (25 pour chaque sexe) ;

130 pour Enfants assistés ou en subsistance, recueillis provisoirement à l'hospice (65 pour chaque sexe), avec crèche, infirmerie attenante et dortoir pour les nourrices ;

40 pour femmes en couches ;

20 pour femmes enceintes.

Une Commission, composée de Messieurs Levieux, Président du Conseil, Gintrac (Henry) Secrétaire général, Caussade, Bonnefin, Oré, Malaure, Clémenceau, Barbet, Jeannel et Gellie, s'est transportée sur le domaine de Pellegrin, qu'elle a visité avec le plus grand soin dans toutes ses parties, et après plusieurs réunions, où ont été longuement et scrupuleusement examinées et débattues les nombreuses questions qui se rattachent à ce grand projet, elle a émis un avis entièrement favorable à sa réalisation, et a chargé M. Gellie, l'un de ses membres, de résumer les points principaux qui justifient son approbation.

C'est ce rapport, Messieurs, dont j'ai l'honneur de vous donner connaissance, et dans lequel je me suis efforcé de représenter aussi fidèlement que possible l'opinion unanime de votre Commission.

Mais, avant d'entrer dans les détails les plus importants du projet, et de les examiner successivement
pour en faire ressortir les inconvénients ou les avantages, permettez-moi de l'examiner rapidement dans
son ensemble, et de l'envisager d'une manière générale au point de vue de l'amélioration considérable qu'il
apporterait dans le service de l'Assistance publique.

Qui de vous, Messieurs, n'a pas désiré, en admi-
rant les travaux merveilleux et gigantesques qui en
quelques années ont transformé la plupart de nos
grandes villes, qu'une plus large part dans les dé-
penses de la fortune publique fût consacrée au soulagement de la souffrance et de la misère?

C'est ce vœu si légitime que l'Administration de
Bordeaux veut réaliser, et s'il est vrai que la civilisation
d'un peuple se mesure au degré de perfection de ses
Etablissements de charité, hâtons nous de reconnaître que l'exécution de ce projet placera notre ville en
tête de celles qui auront bien mérité de l'humanité.

Transporter à la campagne, dans les meilleures
conditions d'hygiène et de bien-être, de jeunes enfants assistés ou malades, des femmes sur le point de
devenir mères, et que la misère ou l'abandon conduisent à l'hospice, des vieillards courbés par l'âge
et les infirmités ; les y loger dans de larges et spa-
cieux bâtiments, où l'air et la lumière ne seront plus
mesurés ; les faire profiter à la fois de tous les secours de la science en cas de maladie, et de tous les
avantages d'une installation parfaitement appropriée à

leurs besoins, n'est-ce pas là une idée féconde et
chrétienne, qui a droit aux éloges et aux encourage-
ments de tous les hommes de bien ? Et le senti-
ment de satisfaction qu'on éprouve, n'est-il pas augmenté par la pensée que les conditions où sont placés
les Hospices existants sont précisément le contraire
de celles dont je viens de parler, et que l'humidité,
l'étroitesse des salles et les émanations malsaines,
y remplacent la lumière, l'espace et le grand air.

Il semblerait donc naturel qu'il eût suffi de conce-
voir la pensée d'un projet aussi généreux , pour le
voir adopter sans réserve par tous ceux que préoccu-
pent l'amour du bien public et le soulagement des
malheureux. Mais avant de se laisser guider par les
entraînements du cœur, il importe que les inspi-
rations de la charité soient mûrement réfléchies, et
que la froide raison les soumette au contrôle d'un
examen impartial et approfondi.

C'est cette mission honorable qui vous a été con-
fiée, Messieurs, par l'Administration Municipale, qui
désire avoir votre avis motivé sur le projet, en ce
qui concerne les nombreux et importants points de
vue qui se rattachent aux conditions hygiéniques
que doit présenter la construction d'un Hospice-Général.

Examinons donc maintenant en détail chacune des
questions que peut soulever le domaine de Pellegrin,
relativement à sa situation et à son étendue ; plus
tard nous traiterons plus particulièrement celles qui

se rapportent à l'Hospice de la Maternité, quant aux dangers et aux inconvénients que pourrait présenter sa translation sur ce domaine.

La propriété de Pellegrin est située, ainsi que nous l'avons dit, à l'Ouest de la ville, à une très petite distance du boulevard de ceinture, et se trouve bornée, dans la plus grande partie de son étendue, par des voies publiques. Son isolement serait donc absolu, si le domaine de Canolle, d'une contenance approximative de six hectares, et appartenant à la société des Jésuites, n'était pas en partie enclavé, comme un large parallélogramme, dans celui de Pellegrin, qu'il borde ainsi au Nord et à l'Ouest. Cette circonstance a éveillé d'une manière toute particulière l'attention de votre Commission, et motivé le vœu unanime, que l'Administration se mît en mesure, par tous les moyens possibles, de faire l'acquisition de Canolle, pour de graves motifs dont les développements trouveront leur place un peu plus loin.

La nature du sol étant un des points les plus importants à examiner, il a été constaté qu'il est sablonneux dans toute son étendue, et qu'il présente par conséquent les qualités les plus désirables d'assèchement et de perméabilité en toutes saisons. Son élévation, fixée approximativement à 2 mètres au-dessus du niveau de la place Dauphine, point culminant de Bordeaux, et sa pente douce qui dirige ses eaux vers les lits du Peugue et de la Devèze, qui sont à une distance, le premier de 400, et le second de

500 mètres, viennent compléter l'ensemble des qualités que nous avons déjà indiquées être les meilleures pour le choix d'un emplacement destiné à un Établissement hospitalier.

Nous avons dit aussi plus haut que l'orientation par rapport à la ville, et surtout au cimetière, avait une extrême importance. Ici encore nous sommes heureux d'avoir reconnu que le domaine de Pellegrin est distant d'au moins un kilomètre, à vol d'oiseau, de la Chartreuse, et qu'il en est placé au Sud-Ouest. Il résulte de cette disposition favorable, que les vents d'Ouest qui règnent le plus ordinairement et avec le plus de violence, entraînent, dans une direction opposée au domaine, les émanations délétères qui s'échappent de ce cimetière.

Mais toutes les circonstances favorables que nous venons de reconnaître, ne justifieraient pas le choix de l'emplacement de Pellegrin pour un Hospice-Général, si une condition très-essentielle, l'abondance et la pureté des eaux, n'avait pas été constatée, et n'avait pas paru devoir largement suffire à tous les besoins du service. Néanmoins, votre Rapporteur, préoccupé de la gravité de cette question, et désirant apporter des preuves à l'appui de son affirmation, a demandé des renseignements officiels.

C'est la source d'Arlac, dont la propriété exclusive a été généreusement offerte à la Commission Administrative des Hospices par M. le Maire de Bordeaux, qui doit fournir aux besoins de l'Établisse-

ment projeté. Voici maintenant les chiffres qui ont
été donnés, et qui sont extraits d'un rapport de
M. l'ingénieur Lancelin :

Le débit de la source d'Arlac, qui a été calculé
à plusieurs reprises, a toujours donné, suivant
les saisons, un minimum de 200 mètres cubes
d'eau, (200,000 litres) et un maximum de 500 mètres cubes (500,000 litres) par 24 heures. La
moyenne permet donc d'espérer 3 ou 4 cent mille
litres, quantité plus que suffisante, et qui dépasse de
beaucoup les proportions ordinaires. La consomma-
tion journalière de l'eau à l'hôpital St.-André est
d'environ 8 litres par malade. Ici, l'abondance de la
source élève ce chiffre à 3 ou 400 litres par personne. On comprend quel excédent laissera une ri-
chesse si exceptionnelle, et quelle précieuse ressource
elle offrira pour une installation parfaite de tous les
services accessoires qui sont en projet : bains, dou-
ches, hydrothérapie, etc. Il importe d'ajouter que
les besoins de l'arrosage des pelouses et des jardins
se trouvent aussi largement assurés; avantage inappré-
ciable, qui permettra d'entretenir partout une végéta-
tion vigoureuse, et qui fournira aux convalescents et
à quelques vieillards, de légers travaux agricoles, qui
seront à la fois une distraction agréable, et le plus sa-
lutaire exercice que l'hygiène puisse recommander.

Examinons maintenant la question de superficie.

Nous avons dit que le domaine de Pellegrin est
d'une étendue de 18 hectares, et que les différents

hospices qui doivent s'y trouver réunis contiendront
1,000 lits. C'est donc un espace de 18,000 mètres
carrés pour 100 individus. Il suffit de réfléchir un
instant à ces chiffres, pour voir combien ils dépassent
tout ce qui pourrait être choisi comme point de comparaison pour les Établissements analogues qui
existent. Nous pourrions, en mettant en regard le
chiffre de la population des différents Établissements
hospitaliers de Paris et celui de leur superficie,
montrer l'énorme différence, tout à l'avantage des
constructions projetées. Mais, pour choisir un exemple
plus direct et plus frappant encore, votre Commission
a pensé qu'il était intéressant de rechercher quel est
l'espace occupé par tous les hospices de Bordeaux
qu'il s'agit de déplacer, et voici les chiffres officiels
qui ont été fournis :

1° L'hospice des Incurables ......   8,122 mètres ;
2°   id.   de la Maternité   2,000   —
3°   id.   des Vieillards.......   21,664   —
4°   id.   des Enfants-trouvés.   43,010   —

           Total............   74,796 mètres.

Soit environ 7 hectares et demi.

Mais, si l'on déduit de ce chiffre environ 14,000
mètres carrés, dépendant de l'hospice des Enfants-
Trouvés, affermés à diverses personnes, il ne reste
plus que 60,796 mètres, environ 6 hectares et demi.

Ce chiffre de 6 hectares et demi, n'est environ que
le tiers de Pellegrin, et encore ne représente-t-il pas

exactement la vérité, si l'on réfléchit que certaines dépendances, que possède nécessairement chacun des hospices, telles que pharmacie, lingerie, etc., etc., seront centralisées, et qu'il en résultera une économie très-notable de terrain.

L'hôpital St.-André de Bordeaux qui, sans réaliser toutes les conditions hygiéniques désirables, reste néanmoins comme un modèle des Bâtiments hospitaliers de la Province, ne possède qu'une étendue de 17,069 mètres carrés pour 800 malades, ce qui donne 2,100 mètres environ pour 100 individus, au lieu de 18,000 mètres que pourra posséder à Pellegrin le même nombre de personnes. Il serait facile de multiplier ces citations, mais elles nous paraissent maintenant tout-à-fait inutiles, et ne pourraient que constater l'énorme supériorité quant à l'étendue , pour les projets de l'Administration de Bordeaux.

Néanmoins, votre Commission a eu la pensée de faire ressortir par un nouveau point de comparaison, dans quelles proportions vraiment exceptionnelles d'espace, seraient établies les nouvelles constructions. Elle a fait tracer, sur le plan de Bordeaux, une figure fictive embrassant un espace de 180,000 mètres carrés, dans la paroisse Ste-Croix, où sont placés les Hospices les plus importants. Les lignes qui limiteraient un rectangle de six cents mètres de longueur sur trois cents de largeur, avec le coin de l'Asile des Aliénés pris comme centre, comprendraient : l'Asile des Aliénés, le Petit Séminaire, la moitié de l'Abattoir,

tout l'Hospice des Enfants-Trouvés, à l'exception des
parties louées, une partie de l'Hospice des Vieillards,
un grand nombre de rues et de places, six usines
importantes, et une population de 3,000 individus,
environ. Il faut remarquer ici que si ce chiffre n'est
pas en proportion avec l'étendue du terrain, qui
pourrait contenir le double d'habitants, le fait trouve
son explication dans cette circonstance, qu'une
grande partie de l'espace est occupée par l'abattoir,
les places et les usines. Enfin, en augmentant la figure
fictive dont nous venons de parler, de 60,000 mètres
carrés (contenance de la propriété de Canolle, dont l'a-
chat obligatoire ne saurait faire doute) on ajoute un tel
nombre de rues, d'usines et de constructions de
tous genres, qu'il n'y a aucune exagération à dire
que le vaste terrain compris dans ce second rectangle
suffirait à l'emplacement d'une ville de 8,000 habitants.

Après des exemples et des résultats aussi évidents
et aussi instructifs, nous avons pensé, Messieurs,
qu'aucune objection sérieuse ne pouvait être faite
quant à la situation et à la nature du terrain, et bien
moins encore quant à son espace, et il faudrait
vraiment être étranger à toute notion d'hygiène, pour
soutenir que l'étendue du domaine Pellegrin n'est
pas suffisante pour la construction d'un Hospice-
Général de 1,000 lits. Toutefois, votre Commission,
ainsi que je l'ai dit plus haut, n'hésite pas à recommander à l'Administration, de la manière la plus

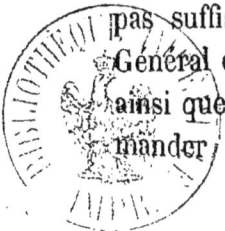

formelle, l'achat de la propriété de Canolle, et elle donne à l'expression de ce vœu un caractère de nécessité absolue qu'elle a puisé dans les considérations suivantes :

1° L'extrême importance qu'on doit attacher à ce qu'un emplacement destiné à un Hospice-Général soit isolé de toutes parts, avantage qui serait tout-à-fait rempli par cette acquisition ;

2° La crainte que le domaine de Canolle ne soit plus tard vendu et morcelé, et que de nombreuses constructions et des établissements industriels plus ou moins insalubres n'y soient élevés ; éventualités qui pourraient compromettre les heureuses conditions d'hygiène qui existent maintenant ;

3° La situation même du domaine de Canolle par rapport à celui de Pellegrin, qu'il resserre étroitement dans les parties Est et Nord ; circonstance fâcheuse qui enlève presque toute valeur à cette portion de l'emplacement qui n'a plus, dans cette partie, que 100 mètres environ de largeur ;

4° L'accroissement rapide et incessant de la population de Bordeaux, qui pourrait exiger, dans un certain nombre d'années, l'agrandissement de l'Hospice-Général.

Chacune de ces considérations a par elle-même une valeur telle, qu'elle justifierait certainement le vœu si formel de votre Commission, mais on peut dire que réunies, elles s'imposent avec un caractère de nécessité rigoureuse et incontestable.

Permettez-moi, Messieurs, d'insister sur le dernier motif. Il n'est personne qui ignore que depuis 25 ans la population de Bordeaux s'est augmentée dans la proportion de 100,000, à 162,000 âmes, et que ce mouvement, loin de se ralentir, s'est surtout accru dans les dernières années. En présence de cette extension rapide, à laquelle l'annexion de la banlieue va bientôt apporter un contingent considérable, est-il permis de penser que les constructions projetées répondraient à toutes les nécessités qui pourraient se produire ? Votre Commission ne l'a pas pensé, et elle reste persuadée, au contraire, que l'acquisition du domaine de Canolle peut seule donner à l'Établissement projeté, ce caractère de grandeur et de large prévoyance, qui satisfait à tous les besoins du présent, et prévoit toutes les exigences de l'avenir.

Il semblerait donc, Messieurs, que nous fussions déjà en mesure de répondre affirmativement à la demande qui nous a été faite par l'Administration. Mais il nous reste encore une question importante à examiner : celle de la translation de l'Hospice de la Maternité sur le domaine de Pellegrin, au point de vue des dangers réciproques qui pourraient en résulter pour les différents hospices.

Il est naturel que cette partie du programme ait éveillé d'une manière toute particulière la sollicitude de l'Administration. Personne, en effet, n'ignore les accidents redoutables qui, sous le nom de fièvre puerpérale, déciment, quand ils prennent la forme

épidémique, la population des Maisons d'accouchement. La cause la mieux reconnue et la plus géné-
ralement acceptée de ce terrible fléau, est l'encombrement, auquel viennent s'ajouter les mauvaises conditions hygiéniques qui ont présidé à la construction
et à la distribution intérieure des Établissements de
Maternité.

Cette vérité est si bien reconnue, que dans la
discussion remarquable et approfondie qui eut lieu
en 1858, à l'Académie Impériale de Médecine de
Paris, M. Depaul déclarait que la fièvre puerpérale
se développe presque exclusivement dans les maisons
où sont réunies en grand nombre les femmes en
couches, et que les cas qui s'observent dans la
pratique civile, ne sont en général qu'une émanation
des épidémies, d'abord concentrées dans les hôpitaux.
Cette opinion se retrouve dans la plupart des
nombreux discours prononcés à l'Académie, à cette
époque; *et le vœu de voir transférer les hospices
de Maternité en dehors des villes*, réunit une grande
majorité. M. Dubois, dont la vaste expérience et la
grande autorité dans toutes ces questions sont
connues de tout le monde, résume l'opinion générale
en exprimant la pensée que de nouveaux hospices de
Maternité sont à créer; qu'ils peuvent être annexés
aux hôpitaux ordinaires, pourvu qu'ils en soient
isolés, que les salles soient multipliées, bien aérées
et ne soient occupées qu'alternativement. Ces sages
conseils pourront être en tous points remplis à

Pellegrin, et nous trouvons à la translation de la Maternité sur ce domaine les avantages suivants :

1° La suppression de l'Hospice existant, que le rapport, adopté à l'unanimité par l'Administration des Hospices, le 17 Août 1855, condamne dans les termes les plus absolus, et qui sont cités textuellement au commencement de notre travail;

2° La réalisation du vœu exprimé par l'Académie Impériale de Médecine de Paris : *que les Maternités soient transportées hors des villes;*

3° La possibilité de construire cette partie de l'Hospice-Général dans les meilleures conditions de salubrité qu'un Établissement de cette espèce puisse réunir;

4° L'amélioration très-réelle et très-importante que cette translation apportera dans l'hygiène générale des femmes en couches, en remplissant alors, autant qu'il est possible de le faire, toutes les obligations d'aménagement et de distribution intérieure recommandées par les hommes dont l'opinion fait autorité pour conjurer les épidémies de fièvre puerpérale;

5° L'isolement complet du bâtiment de la Maternité de toutes les autres parties de l'Hospice-Général, en lui imposant une distance minimum de 125 mètres;

6° Un éloignement suffisant du centre de Bordeaux, pour donner à la population de la ville une garantie sérieuse contre l'extension d'une épidémie de fièvre puerpérale développée dans les salles de la Maternité.

On pourrait faire à cette partie du projet quelques
objections : la distance trop grande de la Maternité,
qui ne permettrait pas à des femmes pressées par les
douleurs de l'enfantement, d'arriver jusqu'à l'Hospice.
Ce reproche ne saurait avoir de valeur que pour les
personnes qui ignorent qu'il existe, à l'Hôpital Saint-
André, un service de clinique d'accouchement, où
tous les cas d'urgence sont reçus sans difficulté. Il
faut observer, en outre, que la propriété de Pellegrin
n'est située qu'à 2,400 mètres de la place Dauphine,
centre de figure de la ville de Bordeaux, et à
2,200 mètres de l'Hôpital St.-André, et que les
routes qui, de ces deux points, conduisent au
domaine, sont d'un accès facile et parfaitement
entretenues; enfin que le boulevard de ceinture n'est
éloigné que d'environ 150 mètres.

Du reste, il serait facile de chercher des points de
comparaison, qui prouveraient que dans cette question de distance, l'avantage est encore en faveur de
l'Établissement projeté. L'Hôpital de la Maternité de
Paris, qui est placé derrière l'Observatoire, est à 4,
5 et 6 kilomètres au moins de plusieurs points de la
ville où la population ouvrière est très-nombreuse.
Il est vrai que la plupart des hôpitaux ont un service
spécial pour les femmes en couches, mais le même
avantage existe pour Bordeaux, ainsi que nous l'avons
dit, et il est également certain que la partie Ouest de
la ville sera plus près de la nouvelle Maternité, que
ne l'est, par exemple, le quartier des Chartrons, de

celle qui existe. Marseille, où le développement industriel et commercial a pris depuis quelques années des proportions exceptionnelles, et qui a réalisé des travaux dont l'importance ne saurait trouver de points de comparaison qu'avec ceux de Paris, Marseille a eu la pensée de construire un Hospice-Général grandiose, et dont le vaste emplacement est situé à trois kilomètres de la ville. La même distance existe pour l'hôpital de Tours, auquel sont annexés les différents services, et il ne paraît pas qu'aucune objection ait été soulevée.

Ne serait-il pas à craindre cependant, que dans les cas graves d'accouchements, où il importe de remédier rapidement à des présentations vicieuses, ou de conjurer des accidents redoutables pour la mère et pour l'enfant, l'éloignement de la Maternité ne permît pas d'employer, en temps opportun, les secours de l'art et de la médecine?

La sollicitude de l'Administration a prévu ces cas graves, heureusement assez rares ; et, indépendamment de la garantie qu'offrira la présence permanente d'une Maîtresse Sage-femme, la création d'une place de Médecin Interne, Docteur en médecine, et résidant à l'Hospice-Général, répondra à tous les besoins et à toutes les nécessités qui pourraient se présenter dans les différents services.

Ne serait-il pas permis, au contraire, de regarder cet arrangement comme une amélioration sur ce qui existe aujourd'hui, relativement aux cas d'urgence ; et quels que soient le zèle et le bon vouloir d'un médecin, Chef de service, est-il possible de penser qu'il puisse toujours être prévenu et arriver en temps utile pour les cas imprévus? C'est probablement le contraire qui doit souvent arriver. Ici, la présence d'un médecin, en résidence à l'Hospice, offrira une plus grande sécurité pour la rapidité dans l'emploi des moyens urgents et exceptionnels.

Enfin il est important de faire remarquer, que sur les 1000 lits dont parle le programme, 120 seulement affectés aux enfants malades, et 60 au service des femmes enceintes ou accouchées, peuvent être regardés comme destinés à de véritables malades, et que les 820 autres doivent être occupés par des enfants assistés ou teigneux, et par des vieillards et des incurables, dont les infirmités sont compatibles avec un état de santé relatif, qui ne permet pas de les assimiler à des fiévreux ou à des opérés. Cette circonstance enlèverait déjà une grande partie de sa force, même dans le cas de contiguïté des salles, à l'objection qui consiste à représenter tous ces Hospices comme étant réciproquement les uns pour les autres, des foyers d'infection, mais elle la détruit complètement par ce fait, que les différents services doivent être établis dans des pavillons isolés, et séparés par de larges cours, des jardins, et des promenades plantées d'arbres. Sans nous être livrés à des recherches très-étendues, nous avons acquis la certitude que plusieurs villes, qui possèdent un Hospice-Général, y ont annexé les maisons de Maternité, et nous sommes en mesure d'affirmer que pour aucune d'elles, la distance qui les sépare des autres services, n'est supérieure à 30 mètres. Dans le projet qui nous occupe, nous fixons un minimum de 125 mètres, chiffré quatre fois supérieur.

N'est-il donc pas pleinement démontré, que non-seulement il est possible de transporter les différents hospices, y compris celui de la Maternité, sur un domaine de 18 hectares, sans qu'il en résulte aucun danger, mais encore que l'exécution de ce projet marquera un progrès considérable dans le service de l'assistance publique; et comme nous avons de sérieux motifs de penser que le vœu, si formellement exprimé au sujet de l'acquisition du domaine de Canolle, sera réalisé par l'Administration, ne sommes-nous pas autorisés à dire, que l'Hospice-Général de Bordeaux remplira alors toutes les conditions des œuvres remarquables qui font époque dans l'histoire d'une ville, et qui sont empreintes d'un caractère de véritable grandeur que le temps ne saurait effacer?

Et maintenant, Messieurs, convaincus que nous sommes que les hommes spéciaux et habiles chargés de préparer le plan définitif, seront à la hauteur de leur mission, et qu'ils sauront introduire, dans la construction et les dispositions intérieures des bâtiments, toutes les améliorations reconnues utiles, et que l'expérience a consacrées, nous croyons pouvoir formuler nos conclusions dans le sens le plus favorable au projet. Mais, comme ce sont surtout les détails qui ont besoin, dans un travail de cette importance, d'être sérieusement examinés, et qu'il est tel arrangement ou tel oubli, qui pourraient compromettre, dans une certaine mesure, les heureux résultats attendus, votre Commission a pensé qu'il ne serait pas sans utilité d'indiquer ici quelques-unes des règles générales qui doivent présider à la construction du nouvel Hospice, et qui se rapportent à la disposition et à l'orientation des divers bâtiments; à leur isolement; à la dimension des salles; à l'aération; à la ventilation et au chauffage; au système de latrines et de vidange; à l'écoulement des eaux; enfin à quelques points relatifs à l'hygiène particulière de la maison de Maternité.

Nous avons déjà parlé du remarquable Mémoire présenté par Ténon, au nom de l'Académie des sciences, en 1788, et du programme complet qu'il renferme pour la construction d'un ÉTABLISSEMENT-HOSPITALIER-MODÈLE. L'Hôpital Lariboisière, construit à Paris depuis quelques années, a reproduit, jusque dans ses plus petits détails, le plan de cet homme de génie, et présente, à un degré inconnu jusqu'à ce jour, ainsi que le dit M. Husson, dans son beau travail sur les hôpitaux, toutes les conditions de bien-être et de salubrité qu'un Établissement de cette nature puisse réunir.

C'est donc l'examen approfondi de ce Monument hospitalier, qui doit servir de base à toute construction analogue; non pas qu'il soit le seul qui offre des dispositions intéressantes à étudier, mais parce que son ensemble constitue ce que la science et l'expérience ont produit de plus parfait jusqu'à ce jour, non seulement en France, mais à l'Étranger. Si quelques critiques de détail ont pu lui être adressées, elles n'ont qu'une importance secondaire. L'isolement des pavillons de Lariboisière, qui constituent pour ainsi dire chacun un petit hôpital de cent lits, nous amène tout naturellement à demander que cette condition se retrouve, et dans des proportions plus grandes encore, en raison de l'étendue de l'emplacement, dans la construction de l'Établissement projeté; et votre Commission ne cache pas sa préférence pour un plan qui, en isolant complètement les divers services, et en laissant entre eux de grands espaces et des massifs d'arbres, conserverait au domaine de Pellegrin son aspect *campagne*.

Quant à la situation des divers pavillons, envisagée d'une manière générale, elle doit être telle, que les croisées soient ouvertes au Nord et au Midi, et leur orientation, par rapport les uns aux autres, doit remplir cette condition, que l'Hospice de la Maternité et celui des Enfants malades soient placés à l'Est, c'est-à-dire sous le vent des autres pavillons, dont les émanations ne sauraient offrir de dangers-sérieux, leur population étant représentée par des enfants assistés et par des vieillards infirmes.

La question de la dimension des salles est définitivement jugée, et celles de l'Hôpital Beaujon, dans sa partie restaurée, et qui ne contiennent que 16 lits chacune, sont le meilleur modèle qu'on puisse reproduire.

Votre Commission s'est demandé, Messieurs, si elle devait établir une différence, quant au nombre de lits, entre les infirmeries et les dortoirs. Sans doute il semble tout d'abord que ces derniers ne sauraient être assimilés aux premiers, et qu'à nombre égal d'individus, ils sont moins insalubres. Mais, si l'on songe que la population des dortoirs doit être composée de vieillards et d'incurables, atteints pour la plupart d'infirmités, dont les plus fréquentes sont le catarrhe, les maladies des voies urinaires et les ulcères de toute espèce, on comprendra que les mêmes raisons qui ont fait limiter à 16 le nombre des lits pour les infirmeries, existent pour les dortoirs.

L'aération et la ventilation des salles ont fait de grands progrès dans ces dernières années. Divers procédés très-ingénieux, et qui ont donné de bons résultats, ont été expérimentés dans les hôpitaux de Paris, et particulièrement à Lariboisière et à Beaujon. Trois principalement méritent d'être étudiés :

1° Celui de M. Farcot, fonctionnant au moyen d'appareils à vapeur, et produisant le chauffage et la ventilation par insufflation ;

2° Le système aspirateur de M. Duvoir, fonctionnant au moyen de l'eau chaude ;

3° Enfin, le procédé dont M. Van Ecke est l'inventeur, et qui est expérimenté à Beaujon et à Necker.

Chacun d'eux a ses inconvénients et ses avantages; mais M. Husson semble donner la préférence à ce dernier, qui se recommande particulièrement par les qualités de simplicité, d'économie et de facile entretien. Cependant, il a été constaté que le système Farcot produisait un chauffage suffisant, et une ventilation de 90 mètres cubes d'air par heure et par malade. Ce chiffre, qui autrefois aurait été trouvé plus que suffisant, a été reconnu un peu au-dessous de ce qui doit être recherché, et il serait bien qu'il fût de 100 à 120 mètres cubes.

Les recherches qui se poursuivent sur le meilleur système de latrines et de vidanges, n'ont pas encore donné de résultats définitifs. Mais le programme parle d'employer le système diviseur, et votre Commission le regarde en effet, jusqu'à présent, comme un des meilleurs à appliquer. Une installation parfaite et bien entendue de cette partie importante de l'aménagement de l'Hospice-Général, peut seule assurer les bonnes conditions hygiéniques qu'il doit présenter.

L'écoulement continu, au moyen de canaux voutés, des eaux et de toutes les immondices, est un problème d'une solution facile, et dont l'exécution remplira une obligation non moins essentielle que la précédente. L'emploi d'écluses de chasse, dont les bons résultats ont été partout constatés, nous semble indispensable pour le facile et complet nettoiement des canaux.

Enfin, la lecture du programme a suggéré à votre Commission la pensée de présenter quelques modifications aux conditions spéciales qui doivent régler l'hygiène de la maison de la Maternité.

Mais avant d'aborder ce côté si intéressant du projet, qu'il nous soit permis de féliciter sans réserve l'Administration des hospices, pour l'innovation importante qu'elle a introduite dans son programme ; nous voulons parler des salles dites de *repos*, qui seront alternativement employées et inoccupées, et aérées nuit et jour, pendant cette interruption de service. Nous sommes convaincus qu'il y a lieu d'espérer les meilleurs résultats de cet arrangement, que complète de la manière la plus heureuse la création de plusieurs chambres à un lit, pour rendre prompt et facile l'isolement des femmes dont l'état exigerait l'emploi de ce moyen.

Nous n'avons pas à revenir sur la question de la distance à laisser entre la Maternité et les autres Bâtiments, et que nous avons fixée à 125 mètres comme minimum ; mais nous attachons une grande importance à ce que le nombre des salles pour les accouchées soit augmenté, et porté à 10 au lieu de 4, renfermant chacune 4 lits au lieu de 10 ; à ce que la largeur de 2 mètres 25 cent. fixée pour l'espace occupé par chaque lit, soit portée à 2 mètres 50 ; à ce que deux salles spéciales pour accouchement, et dont il n'est pas parlé dans le programme, par oubli sans doute, soient construites et parfaitement appropriées à leur destination ; enfin et surtout, à ce qu'une buanderie et un service de bains particuliers soient établis pour la maison de la Maternité.

Il suffira de rappeler les heureux résultats obtenus

à l'Hôpital St.-André, par l'isolement des varioleux, pour comprendre combien est naturel le désir de voir cette mesure adoptée dans le nouvel Établissement, par la création de salles spéciales pour les maladies contagieuses.

• L'installation d'un nouveau service pour les Enfants malades, qui répond à un vœu depuis si longtemps exprimé, ne pouvait que rencontrer une approbation unanime et bien méritée; mais il est important que l'éloignement de ce pavillon de tous les autres, et spécialement de celui de la Maternité, soit aussi grand que le permettra l'étendue du terrain, en raison de la facilité que trouvent les maladies épidémiques ou contagieuses, à s'étendre chez les sujets d'un âge peu avancé.

Avant de terminer ces longues considérations, et de formuler dans des conclusions précises l'approbation complète que votre Commission vous propose de donner au projet de l'Administration, qu'il nous soit permis, Messieurs, d'exprimer un dernier vœu, dont la réalisation comblerait une lacune regrettable de l'Assistance publique, et viendrait compléter, en l'agrandissant, la pensée de charité et de prévoyance qui a inspiré la Commission Administrative des hospices de Bordeaux. Nous voulons parler de la création de salles pour les convalescents des deux sexes de l'Hôpital St-André. Quelle circonstance plus favorable pourrait jamais se présenter de donner satisfaction à ce vœu général, dont les avantages ont une évidence qu'il serait inutile de faire ressortir plus longtemps. Il est heureux de penser que cette mesure servirait à la fois les intérêts des malades et ceux de l'Administration. En abrégeant de beaucoup les jours de convalescence, elle réduirait aussi, dans de grandes proportions, les frais de séjour à l'Hôpital, et laisserait libres, en outre, un grand nombre de lits pour les circonstances, heureusement rares encore, où l'encombrement des malades fait regretter l'insuffisance de l'Hôpital St-André, mais que l'accroissement rapide de la population rendra certainement beaucoup plus fréquentes.

L'Administration a donné déjà trop de preuves de son zèle à réaliser toutes les améliorations utiles, et à ne se laisser devancer par personne dans la voie du véritable progrès, pour ne pas espérer que déjà notre désir est devenu le sien, et qu'elle prendra les mesures nécessaires pour ajouter cette heureuse disposition à un projet qui a droit à tous les éloges, et dont on comprend mieux la valeur et l'importance à mesure qu'on l'étudie davantage.

CONCLUSIONS

De tout ce qui précède, Messieurs, votre Commission croit devoir conclure :

I.

Que les quatre hospices actuels, de la Maternité, des Enfants-Trouvés, des Incurables, et des Vieillards, présentent, à différents degrés, des causes d'insalubrité qui ne permettent pas de les conserver plus longtemps.

II.

Que le domaine de Pellegrin réunit tous les avantages hygiéniques qu'on doit rechercher pour la construction d'un Hospice-Général.

III.

Que la translation sur cet emplacement, des quatre hospices, n'offre aucun danger, sans en excepter l'hôpital de la Maternité et celui des Enfants-Malades, avec un système *d'isolement absolu pour les différents services.*

IV.

Que la construction d'un Hospice-Général, dans les circonstances exceptionnellement favorables que présente le domaine de Pellegrin, réalisera un pro-

grès considérable dans le service de l'Assistance publi
que, et que son ensemble constituera véritablement un
Établissement–Hospitalier–Modèle, à certaines conditions qui ne pourraient être toutes formulées qu'après
une étude plus complète du programme, et un examen
approfondi du plan définitif, mais parmi lesquelles
nous croyons devoir particulièrement insister sur les
suivantes :

1° Achat de la propriété de Canolle ;

2° Isolement absolu de tous les services, sous
forme de pavillons isolés ;

3° Éloignement minimum de 125 mètres de toutes
les autres constructions, pour la Maternité et pour
l'hôpital des Enfants–Malades ;

4° Maintien de l'aspect *campagne* que présente
actuellement le domaine de Pellegrin ;

5° Orientation des divers bâtiments, de manière à
ce que les croisées s'ouvrent au Nord et au Midi ;

6° Situation telle des hôpitaux de la Maternité et
des Enfants–Malades, qu'ils soient placés à l'Est,
c'est-à-dire sous le vent des autres pavillons;

7° Construction de salles d'infirmeries et de dortoirs renfermant 16 lits ;

8° Installation d'un système de ventilation et de
chauffage, d'après des procédés déjà éprouvés ;

9° Agencement des lieux d'aisance dans le système du programme, avec une situation telle, qu'ils ne puissent jamais devenir une cause d'insalubrité ;

10° Écoulement continu des eaux et des immondices à l'aide de canaux voûtés, qui rejoindront l'égoût collecteur du Peugue et de la Devèze ;

11° Établissement d'écluses de chasse destinées au nettoiement facile et complet de ce canal ;

12° Augmentation du nombre des salles de la Maternité pour les accouchées, chacune séparée, ne devant contenir que quatre lits, et création de salles dites *de repos* ;

13° Maintien des mesures indiquées au programme pour les lits des hospices, mais augmentation de l'espace pour ceux de la Maternité, savoir 2 mètres 50 c. par chaque lit, soit 5 mètres de trumeau et 1 mètre 50 cent. de fenêtre ; en tout 6 mètres 50 cent. au lieu de 6 mètres ;

14° Construction de deux salles d'accouchement ;

15° Création de salles isolées pour les maladies contagieuses, et séparation des teigneux ;

16° Buanderie spéciale, et service particulier de bains pour la Maternité ;

17° Création d'une place de Médecin-Interne,

comme il résulte du programme de l'Administration.

. . . .

. . . .

Que notre vœu soit entendu, Messieurs, et comme complément de cette grande œuvre, qu'un service de convalescents soit annexé à l'Hospice-Général, à titre de succursale de l'Hôpital St-André, et la ville de Bordeaux possédera un Monument-Hospitalier dont elle aura le droit d'être fière, et qui restera toujours comme un titre d'honneur pour les hommes de bien qui auront conçu ce généreux projet, et pour l'Administration intelligente et dévouée, à qui revient la mission glorieuse de le réaliser.

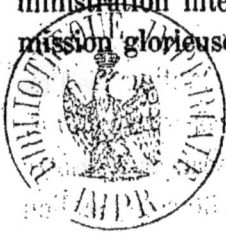

JUIN 1864.

Bordeaux. Ragot, imprimeur.

www.ingramcontent.com/pod-product-compliance
Lightning Source LLC
Chambersburg PA
CBHW071419200326
41520CB00014B/3495